CONTRIBUTION A L'ÉTUDE

DES

KYSTES HYDATIQUES

DU FOIE

ET EN PARTICULIER

Des Kystes de la FACE CONVEXE

ET DE LEUR TRAITEMENT

par l'EAU NAPHTOLÉE SURSATURÉE

PAR

Le Docteur P. MARTINI

Licencié ès-sciences physiques.

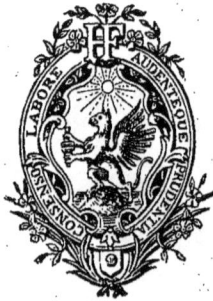

MONTPELLIER
IMPRIMERIE CENTRALE DU MIDI
(HAMELIN FRÈRES)
—
1895

CONTRIBUTION A L'ÉTUDE

DES

KYSTES HYDATIQUES

DU FOIE

ET EN PARTICULIER

Des Kystes de la FACE CONVEXE

ET DE LEUR TRAITEMENT

par l'EAU NAPHTOLÉE SURSATURÉE

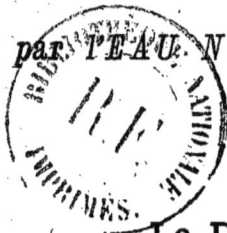

PAR

Le Docteur P. MARTINI

Licencié ès-sciences physiques.

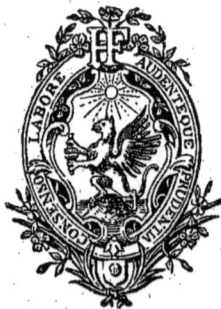

MONTPELLIER
IMPRIMERIE CENTRALE DU MIDI
(HAMELIN FRÈRES)
—
1895

A LA MÉMOIRE DE MA MÈRE

Regrets éternels !

A MON PÈRE

A TOUS MES PARENTS

A MES AMIS

P. MARTINI.

A MON PRÉSIDENT DE THÈSE

MONSIEUR LE PROFESSEUR GRASSET

P. MARTINI.

INTRODUCTION

Dans le courant de l'année 1894, en suivant les cliniques de M. le professeur Laget, nous avons eu l'occasion d'observer un cas de kyste hydatique de la face convexe du foie: à la suite de la ponction, un épanchement liquide provenant du kyste s'était produit dans la plèvre.

Traités par l'eau naphtolée, le kyste et l'épanchement ont complètement disparu.

C'était là un cas assez rare et très intéressant. Il nous a suggéré le sujet de notre thèse inaugurale.

Dans une question dont la littérature est si riche et qui a inspiré des études et des observations si précieuses à d'illustres praticiens, nous ne saurions avoir la prétention d'apporter des éléments bien nouveaux.

Tout n'a pas été dit certainement. Mais vouloir compléter ce qui manque serait présomptueux de notre part. Nous nous contenterons donc d'exposer brièvement l'historique de la question; nous étudierons ensuite l'étiologie et la structure intime du kyste.

Dans une deuxième partie, nous tâcherons de mettre en évidence les symptômes principaux du kyste en général. A l'aide d'observations, nous déterminerons les principales positions des kystes sur la face convexe; nous indiquerons les maladies avec lesquelles ils peuvent être confondus et nous essaierons d'établir les symptômes qui permettent de les diagnostiquer.

La troisième partie sera consacrée aux divers traitements, soit chirurgicaux, soit médicaux. Nous insisterons spéciale-ment sur le traitement à l'eau naphtolée sursaturée dont l'ob-servation personnelle, que nous rapportons, nous a permis d'apprécier l'efficacité.

Avant d'aller plus loin, qu'il nous soit permis d'offrir à nos Maîtres de l'École de Marseille, à MM. les professeurs Laget, Fallot, Villard, Combalat, Villeneuve, Queirel, dont nous avons suivi avec tant d'intérêt les savantes leçons, l'hommage de notre respectueuse gratitude.

M. le professeur Laget, en particulier, a bien voulu nous aider de ses précieux conseils : nous avons trouvé en lui un guide aussi bienveillant que sûr. Nous lui en témoignons no-tre profonde reconnaissance.

Que MM. les docteurs Bourdillon, chef de clinique médi-cale, et Battini reçoivent nos plus affectueux remerciements pour les conseils que, dans tout le cours de nos études médi-cales, ils nous ont prodigués avec tant d'amitié.

Que M. le professeur Grasset veuille bien agréer le res-pectueux hommage de notre reconnaissance pour l'honneur qu'il nous fait en acceptant la présidence de ce modeste tra-vail.

CONTRIBUTION A L'ÉTUDE

DES

KYSTES HYDATIQUES

DU FOIE

ET EN PARTICULIER

des Kystes de la FACE CONVEXE

ET DE LEUR TRAITEMENT

PAR *L'EAU NAPHTOLÉE SURSATURÉE*

PREMIÈRE PARTIE

I

HISTORIQUE

L'historique des kystes hydatiques a été déjà fait d'une façon complète par Demars et Potherat dans leurs thèses. Nous nous contenterons, dans ce chapitre, d'un résumé succinct des différentes théories émises par les divers auteurs sur la nature de la maladie.

Les anciens, Hippocrate, Galien, Arétée, connaissaient déjà l'existence des kystes hydatiques, ils en avaient même ponctionné, ainsi qu'en témoigne le curieux passage suivant d'Arétée :

« Il est une sorte d'hydropisie qui existe dans le foie ; elle est formée de petites vessies remplies de liquides et rassemblées en grand nombre au lieu où se forme l'ascite. Voici le signe de cette maladie : si vous percez l'abdomen, il en sortira peu d'eau, parce que l'ouverture est bouchée par la vessie ; si vous enfoncez une seconde fois l'instrument, l'eau coule de nouveau. »

Arétée ignore la cause de cette maladie et ne cherche même pas à la connaître.

Laennec explique autrement les faits de ces auteurs. Ces hydropisies, pour lui, ne sont autre chose que des masses liquides enkystées dans les parois abdominales elles-mêmes.

Aux XVIe et XVIIe siècles, Rivière, Vega, Félix Plater, Th. Bonet, les considèrent comme des dilatations des vaisseaux lymphatiques.

En 1685, Hartmann, Tyson, Malpighi, soupçonnent l'animalité du kyste.

En 1760, Pallas fait faire un grand pas à la question et reconnaît la filiation des hydatides et des tœnias, d'où le nom de tœnia hydatigène qu'il propose.

Il met ainsi en évidence la fausseté des vieilles théories qui donnaient à ces vers une génération spontanée, due à une diathèse vermiculaire particulière à certains individus, ainsi que de celles qui prétendaient que la naissance de ces vers provenait d'une déviation de la force vitale.

De même il réfute les idées d'Otto, Beireis, Gadd, Unzer, Brera, qui disaient que les vers de terre étaient avalés par l'homme, et qu'en changeant de milieu ils changeaient aussi leurs caractères morphologiques et se transformaient en tœnias.

Rudolphi, en 1808, donne à ce vers le nom d'échinocoque. Ce n'est qu'en 1821 que Bremser découvre le premier l'hydatide.

En 1828, une nouvelle réaction se produit. Bonnet (de Bordeaux), inspiré des idées de Broussais, ne reconnaît pas la nature parasitaire du kyste ; pour lui, les hydatides seraient le résultat d'une irritation hépatique.

Ces idées trouvaient un appui dans une expérience de Schrœder, qui datait de 1806. Cet auteur avait nourri un putois pendant six mois uniquement de lait, de vers intestinaux de toute espèce et de leurs œufs. Cet animal tué et examiné, on ne trouva pas trace d'un ver quelconque.

Les belles expériences de Van Beneden, mars 1857, sont venues mettre fin à cet essai de réaction. Cet auteur nous montre l'échinocoque vivant avec deux formes différentes, chez deux individus différents.

Les travaux de Kuchenmeister, Davaine, Laboulbène, ont confirmé les idées et complété les travaux de Van Beneden.

II

ÉTIOLOGIE

L'étiologie des kystes hydatiques a été simplifiée par les travaux de Siebold, Van Beneden, Kuchenmeister, Krabbe, Finsen, Naunyn, Thomas.

Ces différents auteurs, Van Beneden en particulier, dans une expérience célèbre, ont reproduit le tœnia à l'état parfait chez les chiens, en leur faisant avaler les hydatides du porc, du mouton, du bœuf et de l'homme.

Les kystes hydatiques de l'homme ont la même origine et sont dus à l'ingestion des œufs du tœnia échinocoque. La distribution géographique de la maladie vient à l'appui de cette théorie.

Cette maladie est, en effet, très fréquente dans les pays où les chiens sont nombreux et où l'homme, pour des raisons d'ordre climatérique ou social, est appelé à vivre en promiscuité avec eux et à se nourrir d'éléments végétaux.

Comment ces œufs pénètrent-ils chez l'homme et en particulier dans le foie ?

Les œufs éliminés dans les selles des chiens s'attachent aux légumes qui entrent dans l'alimentation : leur résistance aux agents atmosphériques leur permet, même à l'air libre, de conserver leur vitalité. Ils sont ensuite ingérés en même temps que les végétaux sur lesquels ils sont fixés.

On peut aussi supposer que, chez les enfants, le contact direct avec les chiens qui sont atteints de tœnia est la cause de cette maladie.

Les fruits, les eaux potables peuvent aussi servir de véhicule aux œufs.

Un de ces œufs, ingéré par l'homme, arrive dans l'estomac où sa coque est ramollie par l'action du suc gastrique ; de là, il continue son chemin, arrive dans l'intestin grêle où la coque éclate, laissant à nu le parasite embryonnaire avec ses ventouses, son rostre et ses crochets.

A ce moment, par un mécanisme mal connu, le parasite émigre hors du tractus digestif. Tantôt il perfore les parties initiales du duodénum, avant le point de déversement de la bile et gagne de proche en proche l'organe hépatique, tantôt, ce qui paraît le plus fréquent, il y pénètre en suivant un rameau de la veine porte, après avoir perforé l'intestin grêle.

La viande crue, d'après Jaccoud, peut être la cause occasionnelle du développement des hydatides. Cela tiendrait à l'absorption des embryons arrêtés dans les muscles d'animaux de boucherie.

Au second rang parmi les causes étiologiques, Tillaux, le premier, a signalé le traumatisme. Il intervient, soit par l'impulsion qu'il imprime à un kyste préexistant et inaperçu, soit comme cause d'appel et de localisation pour des germes en voie de migration dans le tractus intestinal.

Nous regrettons de ne pouvoir donner en entier l'observation d'un cas personnel, où les deux causes signalées plus haut : Fréquentation des chiens et Traumatismes, se trouvent parfaitement réunies. Ce cas est encore d'autant plus intéressant que nous l'avons observé sur un enfant de six ans, et la tumeur datait déjà de trois ans.

M.... (V....), garçon âgé de six ans. Aucune maladie antérieure, même pas de fièvre éruptive. La mère et quatre autres frères et sœurs sont tous bien portants. Le père mort de méningite à l'hôpital (Hôtel-Dieu), il y a six mois. Pendant la vie du père, présence constante d'un chien à la maison.

A l'âge de deux mois, cet enfant tomba du lit. Cette chute n'eut aucune suite, nous dit la mère.

Trois ans plus tard, la mère est frappée de la présence d'une élévation sur la partie latérale droite du thorax de son enfant. Priée par nous de préciser le point où se trouvait cette élévation, elle touche l'espace compris entre la 7e et la 8e côte droite.

Le lendemain du jour où la mère constate la présence de cette élévation, l'enfant présente quelques troubles digestifs suivis de vomissements alimentaires. Ces vomissements n'avaient rien de particulier, nous dit la mère, et n'ont plus reparu depuis.

A l'âge de quatre ans, l'enfant fait une nouvelle chute de la hauteur de 1 mètre. La tumeur, qui jusqu'alors n'avait subi aucun changement appréciable, se déplace, nous dit la mère, et se transporte à la région où il nous est permis de l'examiner.

L'enfant, qui est maigrelet, n'est nullement gêné et n'a jamais souffert de la présence de cette tumeur.

On ne trouve rien à l'auscultation. Le cœur n'est pas déplacé. Le rein droit semble abaissé.

Cet enfant ne s'est jamais plaint à la mère ni de douleur à l'épaule, ni de troubles digestifs.

Pas d'urticaire ni de dégoût pour les aliments gras. Pas d'épistaxis.

La tumeur siège à la région épigastrique. Elle a la forme d'une calotte sphérique dont la base repose dans l'espace compris entre les rebords des fausses côtes et touche par sa partie supérieure à l'appendice xyphoïde.

Le système veineux est très développé à la surface de la tumeur. Au palper, elle est indolore, immobile. La sensation de flot est à peine perceptible. A la percussion, matité absolue.

Le reste de la surface convexe du foie hypertrophié, qu'on peut explorer facilement, est lisse et ne présente aucune nodosité.

Le bord antérieur, très facile à explorer, s'étend des fausses côtes gauches jusqu'à la neuvième à droite en passant par l'ombilic. A 0^m01 et à gauche de l'ombilic, ce bord présente une petite tubérosité de la grosseur d'une noisette mobile et empiétant un peu sur la face convexe.

Les hommes semblent plus exposés que les femmes à cette maladie.

L'affection est rare chez les enfants et les vieillards. Les kystes hydatiques sont plus fréquents dans le foie que dans les autres viscères et à la face convexe qu'à la face inférieure.

Ils ont une prédilection marquée pour le lobe droit. Cecyle Dylion, dans sa thèse, cite seulement des kystes du lobe droit. Il donne, comme explication de ce fait, le peu de résistance que le diaphragme offre en cette partie à subir un déplacement.

Cette explication n'a plus sa raison d'être aujourd'hui, car on peut citer plusieurs observations de kystes du lobe gauche. Cependant la résistance du centre phrénique en rapport avec cette partie du foie est sûrement plus grande que celle que peuvent offrir les ligaments qui s'opposent au déplacement du foie.

III

ANATOMIE PATHOLOGIQUE

Le kyste se compose de deux parties bien distinctes : la poche et le liquide. Nous considérerons chacune de ces parties dans sa constitution intime et dans ses propriétés ; nous finirons en signalant les principales transformations que peut subir le kyste chez l'homme.

Poche. — La poche est d'une imperméabilité absolue pour les microbes vis-à-vis desquels elle joue le rôle de filtre parfait. Elle est dyalitique pour les substances colloïdes, cristalloïdes et les substances solubles d'origine microbienne. Elle est élastique mais se laisse facilement déchirer.

Au microscope, la poche présente une double paroi : la paroi interne et la paroi externe.

La paroi interne, membrane fertile de Robin ou membrane germinale de Ranvier, présente un caractère bien déterminé : elle a un aspect granuleux dû à une foule de petites élevures d'abord sessiles, puis pédiculées et kystiques, se garnissant à leur extrémité libre de quatre ventouses et d'une couronne de crochets, ce qui leur donne l'apparence d'une tête de tœnia : ce sont les échinocoques. Si le pédicule qui les attache se rompt, elles tombent dans la poche kystique, s'y développent librement, et arrivent à former les vésicules, — vésicules de nouvelle génération.

La paroi externe est d'un blanc opalin, demi-transparent, comme gélatineuse et tremblotante. Elle est amorphe, constituée par une masse hyaline, dépourvue d'éléments figurés et de plus stratifiée en une série de couches minces comparables aux feuillets d'un livre.

Dans certain cas, la vésicule mère ne possède pas de membrane fertile et par suite ne produit pas d'échinocoques : c'est l'acéphalocyste de Laennec.

Elle peut contenir quelquefois, mais très rarement, une autre espèce de ver : le *cysticercus cellulosæ*.

Le kyste hydatique est entouré en outre d'une membrane fibreuse, épaisse, formée par prolifération du tissu conjonctif interstitiel, avec lequel elle se continue directement. Dans cette membrane se ramifient de gros vaisseaux. C'est par l'intermédiaire de ces vaisseaux, provenant de l'artère hépatique et de la veine porte, que se fait l'apport nutritif nécessaire à la croissance du kyste. De gros canaux biliaires rampent également autour du kyste, peuvent s'y rompre et déterminer la mort du parasite.

Liquide. — Le liquide a été étudié par un grand nombre d'auteurs. Rœser a récemment fait de nombreuses analyses et comparé les diverses observations. Voici, d'après son travail, l'état résumé de la question :

Le liquide est généralement limpide, clair comme de l'eau de roche, ou légèrement opalin, teinté de jaune. Quand les échinocoques ont subi une dégénérescence, il devient souvent louche et trouble.

Son poids spécifique varie de 1007 à 1015. Sa réaction est le plus souvent alcaline ou neutre, quelquefois acide (Recklingausen, Wys).

Les opinions ont beaucoup varié sur la présence ou l'absence de l'albumine dans le liquide des kystes.

Naunyn a décelé de l'albumine dans presque toutes les analyses qu'il a faites ; Sommerbrodt et d'autres la signalent aussi.

Un grand nombre d'auteurs n'ont trouvé que des traces d'albumine ; quelques-uns même n'en ont pas trouvé du tout : ainsi Heller, Frérichs, Davaine, ont fait de cette absence de l'albumine un signe différentiel d'avec le contenu des kystes ovariens ou des épanchements séreux.

Davaine rapporte 300 observations dans la plupart desquelles il n'y avait pas d'albumine. Dans quelques-unes cependant le liquide était albumineux, parfaitement limpide et très salé.

Pour Barrier, Moissenet, Hahn et Lefèvre, l'albumine n'apparaîtrait qu'après plusieurs ponctions, du sérum venant alors combler le vide de la cavité.

Gubler a admis que la présence de l'albumine était l'indice de la mort des échinocoques. Cela n'est pas toujours vrai. Quand la poche s'enflamme, l'albumine apparaît.

Jacobsen a signalé la présence d'une substance analogue à la caséine. Mourson et Schlagdenhauffen ont découvert, dans le liquide des kystes, des ptomaïnes et des leucomaïnes qui joueraient le plus grand rôle dans les accidents qui se développent parfois à la suite des ponctions. L'abondance d'albumine indiquerait pour eux la mort ou la reproduction des hydatides.

La leucine a été trouvée par quelques auteurs. La xanthine par Roux.

Roux, Hubert, Heller, ont signalé dans quelques cas la présence de l'urée, de l'acide urique, des urates et des oxalates.

L'acide succinique et les succinates ont été aussi signalés. La glucose a été trouvée pour la première fois par Claude Bernard ; signalons encore la présence inconstante de l'inosite, de la graisse.

On trouve généralement du chlorure de sodium dans une proportion très élevée 0 gr. 946 pour 110 cc. dans un cas de Jacobsen.

Comme sels inorganiques, on rencontre encore des phosphates, des sulfates, des bicarbonates, des carbonates en combinaison avec le fer, la magnésie, la chaux, la soude et la potasse.

Les expériences de Chauffard et Widal, dans le laboratoire de Cornil, ont confirmé ce que Mauny avait signalé dans sa thèse : l'asepsie parfaite du liquide hydatique (eau de roche).

Ces auteurs ont, en outre, démontré son pouvoir bactéricole pour un certain nombre de microbes et la faible virulence en certains cas du pus hydatique.

Notre observation personnelle vient aussi à l'appui de ce fait. Les cultures faites avec le liquide extrait de la poche n'ont rien donné.

Les transformations principales que l'hydatide peut subir au point de vue bactériologique sont au nombre de trois :

1° État vivant et aseptique ;

2° Nécrose aseptique spontanée avec transformations et régressions progressives ;

3° Nécrose septique avec ses deux phases d'infection extra-kystique et intra-kystique.

Cette troisième transformation, d'après les expériences de Chauffard, ne peut se produire que si les parois de la poche kystique sont fissurées ou altérées par une périkystite suppurative.

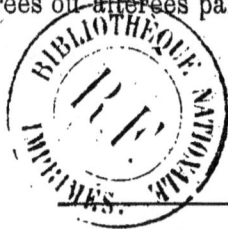

DEUXIÈME PARTIE

I

SYMPTOMES ET DIAGNOSTIC

Nous venons de voir, dans les chapitres précédents, que l'on a des connaissances précises sur l'étiologie des kystes hydatiques ; l'on en connaît aussi la structure intime. Il n'en est plus de même lorsqu'il s'agit des symptômes et du diagnostic.

Les symptômes sont nombreux, peu sont véritablement pathognomoniques. Quant au diagnostic précis, on ne le fait souvent que par la ponction exploratrice, qui permet d'examiner le liquide.

Nous allons tâcher, dans ce chapitre, de donner les symptômes qui permettent de reconnaître la maladie avant que le kyste soit perceptible.

Nous considérerons ensuite les symptômes particuliers à chacune des positions que l'on a assignées aux kystes sur la face convexe du foie, les maladies avec lesquelles on peut les confondre, les caractères qui permettent de les différencier.

Symptômes antérieurs. — 1° Douleur à la région du foie en même temps qu'à l'épaule droite ou gauche. La douleur de la région hépatique existe quelquefois seule. Cette douleur, variable, présente des accès sans règle fixe ;

2° Éruptions d'urticaires, différentes de celles qu'on observe à la suite de la ponction ;

3° Pleurésie sèche, quelquefois avec un léger épanchement ;

4° Dégoût des aliments gras allant jusqu'à la régurgitation de la moindre parcelle graisseuse. Troubles digestifs. Vomissements ;

5° Variation de la quantité des pigments biliaires dans les urines.

Cette phase peut durer de six semaines à plusieurs années. Quelquefois elle passe inaperçue et, d'emblée, on constate, avec la douleur du foie, une augmentation de volume du ventre.

Une sensation de gêne, des tiraillements, surtout après le repas ; une sensation de poids à l'hypocondre droit ; une légère dyspnée, la respiration courte, une toux brève (*tussis hepatica*).

Une tuméfaction limitée ou diffuse de la région du foie correspondant à la tumeur.

Une déformation de la partie droite du thorax avec élargissement des espaces intercostaux. Les côtes sont repoussées en avant et attirées en bas, à l'inverse de la pleurésie, où elles sont attirées en haut.

Une fluctuation perçue avec deux doigts de la même main ou bien avec les deux mains. Il n'y a souvent qu'une simple rénitence élastique. La sensation de flot est très rare ; beaucoup de causes peuvent en empêcher la production.

Le frémissement hydatique. — Ce signe, sur la façon de se produire duquel on a beaucoup discuté, est excellent : il est presque pathognomonique, mais son absence ne peut, en aucun cas, ébranler le diagnostic.

L'*ictère* a été signalé dans quelques cas. Loin d'être un signe pathognomonique, il indiquerait plutôt une tumeur de toute autre nature.

L'*ascite* fait habituellement défaut. Nous avons constaté un léger œdème des régions déclives de l'abdomen et des fesses dans notre observation personnelle.

Les veines de l'abdomen sont légèrement dilatées, la circulation collatérale ne s'établit que dans les cas exceptionnels de compression de la veine-porte.

Les kystes occupent sur la face convexe du foie différentes positions; ils peuvent être :

1° Antéro-supérieurs,

2° Intra-thoraciques,

3° Postéro-supérieurs,

4° Du lobe gauche.

I. — KYSTES ANTÉRO-SUPÉRIEURS

Ils sont les plus fréquents; ils viennent former une élévation plus ou moins appréciable à la région latérale droite du thorax. Tantôt cette saillie est nettement accusée en forme de verre de montre renversé, soit au dessus, soit au-dessous du rebord des fausses côtes, soit plus souvent au niveau de la région épigastrique. Tantôt cette saillie est à peine perceptible.

La position du kyste par rapport au ligament suspenseur du foie influe sur la présence ou l'absence de la tumeur aux différents points du thorax que nous avons signalés.

Au point de vue anatomique, ils sont quelquefois recouverts par une épaisseur variable de tissu hépatique, de sorte qu'ils peuvent être totalement ou partiellement inclus dans le viscère (Kystes centraux de Bœckel, *Gazette hebdomadaire*, n° 6, 1889).

Ils peuvent être confondus avec les tumeurs, liquides ou non, et avec les hypertrophies de cet organe sans tumeur proprement dite.

Avec les grands abcès du foie le diagnostic est facile à élucider: le plus ordinairement, ceux-ci succèdent à la dysenterie prolongée, à des entérites ulcéreuses, à l'hépatite des pays chauds. « L'erreur ne serait pas trop préjudiciable dans le cas de traitement chirurgical. »

Avec les kystes séreux non parasitaires, le diagnostic n'est pas véritablement à faire ; ceux-ci n'acquièrent jamais un grand volume, ils s'accompagnent de dégénérescence kystique des reins (Hanot et Gilbert).

La distension de la vésicule biliaire par rétention de la bile a pu aussi en imposer pour un kyste hydatique et *vice-versa* (thèse de Denucé). La situation de la vésicule, l'ictère, les coliques hépatiques manquent presque toujours dans les cas de kystes. Braine (thèse Nancy) pourtant signale un cas d'hydatide accompagné de coliques hépatiques.

Les coliques hépatiques peuvent aussi se produire par rupture du kyste dans les canaux biliaires, mais l'erreur sera vite évitée par l'examen des fèces.

Le diagnostic sera encore à faire avec la dégénérescence kystique des tumeurs du foie (Juhel, Renoy, Reclus, de Berlin).

Le kyste peut présenter des caractères communs avec le cancer, les cirrhoses, l'adénome, les kystes de la paroi ; les antécédents, la cachexie permettront d'éviter toute erreur.

II. — KYSTES INTRA-THORACIQUES

Ils sont très rares.

Les signes qui permettent de reconnaître ces sortes de kystes ne sont pas nombreux et prêtent souvent à des erreurs de diagnostic. Nous allons essayer de mettre en relief ceux que l'observation, que nous rapportons ici, nous permet de donner :

1° Asymétrie des deux côtés du thorax.

2° Voussure à droite, correspondant à la mamelle.— Il semble que la saillie de la poitrine soit moulée sur la base de cet organe et constitue une sorte de bouclier sous-mammaire.

3° Matité absolue au niveau de la voussure, « non pas cette matité que fournit le foie à l'état normal, mais le *tanquam percussi femoris.* »

Cette matité se continue en bas avec celle du foie, en haut jusqu'au milieu du deuxième espace intercostal, en dedans jusqu'au sternum, dans l'aisselle, elle occupe seulement la région antéro-inférieure, de sorte qu'elle est limitée par une courbe à convexité regardant en arrière.

4° Absence de la respiration et de vibrations thoraciques, bruit skodique, murmure vésiculaire sous la clavicule.

On conclurait facilement à une pleurésie enkystée, si la forme de la courbe de matité, le manque de réaction fébrile ne permettaient d'éviter cette erreur.

5° Le cœur est refoulé à gauche déplacé. Le foie est abaissé et volumineux. L'absence de signes de tuberculose, de collections purulentes sous-diaphragmatiques, de cancers sont des signes négatifs qui peuvent aider au diagnostic.

Observation I

(*In* thèse CECYLE DYLION)

Kyste hydatique de la convexité du foie diagnostiqué et ponctionné dans le troisième espace intercostal droit, 550 grammes de liquide. — Pas d'accident immédiat. — Plusieurs heures après la ponction, congestion active de l'un puis de l'autre poumon, hémoptysies répétées.— Mort le huitième jour. — Autopsie.

Mme D..., soixante ans, journalière, entre à l'hôpital Saint-Antoine, salle Nélaton, n° 13, dans le service de M. Gingeot, suppléé par le Dr L. Gaillard. Sa mère est morte phthisique à quarante-cinq ans ; elle ne peut nous donner de renseignements sur son père ; mais elle a une sœur poitrinaire. Elle-même a souffert d'attaques de nerfs de douze à dix-huit ans. A trente-cinq ans, une fluxion de poitrine à droite avec hémoptysies extrêmement abondantes ; une seconde à l'âge de cinquante-quatre ans, également à droite, moins grave.

Depuis quinze ans environ, du reste, la malade tousse, l'hiver, et crache du sang d'une façon habituelle.

Depuis douze ans, elle a perdu l'embonpoint de sa jeunesse, elle a beaucoup maigri. Elle exerce un métier fatigant : son occupation consiste à prendre des tables chez les fabricants du faubourg et à les porter chez les marchands de meubles des autres quartiers jusqu'à ce qu'elle ait trouvé acquéreur ; de sorte qu'elle fait parfois de longues courses avec un pesant fardeau.

Aussi ne faut-il pas s'étonner si elle éprouve parfois de la dyspnée, si elle se plaint d'avoir de l'asthme.

Au mois de janvier 1887, elle a passé trois semaines à Saint-Antoine ; on l'a traitée pour une pleurésie droite.

Quand on obtient de pareils renseignements, quand on entend parler d'hémoptysies répétées, de pleurésie, quand d'autre part on a sous les yeux une femme amaigrie, cachectisée qui rejette des crachats gris ou verdâtres, comment se défendre de l'idée qui s'impose pour ainsi dire à l'observateur ? Comment ne pas songer à la tuberculose ?

Aussi est-ce comme tuberculeuse que Mme D... m'est présentée par les élèves du service, le 1er octobre.

Avant d'accepter le diagnostic, je procède à l'examen méthodique de la patiente, et je dois dire qu'en découvrant la poitrine je fus frappé de l'asymétrie des deux côtés du thorax. Il existe à droite une voussure qui n'est pas très prononcée, mais qu'on ne peut cependant méconnaître. Cette voussure correspond exactement à la mamelle ; il semble que la saillie de la poitrine se soit moulée sur la base de cet organe, suivant exactement ses contours et constituant une sorte de bouclier arrondi sous-mammaire. Au niveau de cette voussure, je constate une matité absolue ; ce n'est pas seulement la matité que fournit le foie à l'état normal, c'est plus encore, c'est bien le *tanquam percussi femoris;* absence de vibrations thoraciques, absence de respiration, tels sont les signes complémentaires. Pour être exact, la limite supérieure de la matité existe au milieu du second espace intercostal ; en bas, elle se continue avec celle du foie ; en dedans, elle atteint le sternum au delà duquel existe la matité cardiaque. En haut, sous la clavicule, je trouve du bruit skodique et un murmure vésiculaire à peu près normal.

Dans l'aisselle, la matité occupe seulement la région antéro-inférieure ; on la cherche inutilement en arrière, elle n'existe pas, et là le murmure vésiculaire est perçu jusqu'en bas. De sorte que, comme la base de la mamelle idéale que j'ai prise pour guide de ma description, cette zone de matité est limitée par une courbe dont la convexité regarde en arrière.

Il n'en faut pas davantage pour clore le champ des hypothèses. Il n'y a certainement là ni cancer, ni tuberculose avancée, mais seulement des signes de refoulement partiel du poumon droit. Ce refoulement ne peut être produit que par deux choses, *une pleurésie enkystée antérieure* ou une *tumeur du foie*. Je ne parle pas de kyste hydatique du poumon qui est une maladie fort exceptionnelle. Je ne parle pas davantage des collections purulentes sus ou sous-diaphragmatiques, puisqu'il n'y a ni fièvre, ni douleur, ni symptômes de suppuration.

Est-ce donc une pleurésie enkystée ? Bizarre pleurésie que celle qui, se cantonnant à la région antérieure, viendrait soulever les côtes sur une étendue si restreinte. Et, avec un pareil épanchement pleural, ne devrait-on pas voir coïncider au moins des fausses membranes épaisses, qui masqueraient dans l'aisselle et en arrière les bruits de la respiration ?

Est-ce une tumeur du foie ? La masse que j'ai décrite est en continuité avec le foie, de sorte que la hauteur de la matité totale sur la ligne verticale, qui passe par le mamelon, est de 18 centimètres. Le foie paraît du reste hypertrophié, peut-être, plus encore, le lobe gauche, qui remplit la région épigastrique, que le lobe droit dont, le bord inférieur dépasse franchement les côtes. Il n'y a pas de bosselures, rien qui puisse faire songer au cancer, d'ailleurs l'aspect de la malade n'est pas celui d'une cancéreuse, j'ai dit qu'il aurait plutôt fait admettre la tuberculose. Comme la cirrhose hypertrophique et le foie cardiaque ne peuvent en aucune façon nous arrêter dans cette discussion, il ne reste qu'une chose à admettre : *le kyste hydatique de la face convexe du foie.*

La rate n'est pas grosse. Le cœur est refoulé à gauche, pas de bruit de souffle, pas d'arythmie.

En reprenant l'interrogatoire, j'apprends que la malade éprouve, depuis six mois, une douleur persistante au côté droit avec irradiations vers l'épaule du même côté. Pas de dyspepsie, pas de dégoût de la graisse ou de la viande, jamais d'urticaire. Au mois de janvier dernier, on l'a soignée à St-Antoine pour une pleurésie de la base droite; on n'a pas paru, dit-elle, hésiter ni discuter le diagnostic.

Quoi qu'il en soit, pour mettre un terme à toute contestation, il y a un moyen bien simple : c'est la ponction exploratrice, et j'annonce aux élèves mon intention de la pratiquer à bref délai.

Avant de décider la chose, je prie MM. Hanot et Moutard (Martin), médecins de l'hôpital, de voir avec moi la malade. Ces messieurs se rendent à mon invitation le 3 octobre. Ils examinent la poitrine et le foie avec le plus grand soin, constatent l'hypertrophie hépatique, la voussure thoracique avec la matité correspondante et, sans se prononcer d'une façon définitive sur le diagnostic, m'encouragent cependant à ponctionner. C'est là, d'après eux, une intervention non seulement rationnelle mais nécessaire, puisqu'elle peut préparer l'action thérapeutique.

Aussi n'ai-je plus d'hésitation ; je choisis le point qui me paraît présenter (à 3 centimètres de la zone sonore), la matité la plus caractéristique et, en même temps, la saillie la plus évidente ; si je ponctionnais plus bas, je risquerais de manquer le but ; quant à ponctionner plus haut, il n'y a pas à y songer, puisque le poumon est proche. C'est donc en pleine matité et en pleine voussure, dans le 3° espace intercostal, un peu en dedans de la ligne mamelonnaire, que je plonge le trocart de calibre moyen de l'appareil Potain. Immédiatement nous voyons couler dans la bouteille un liquide qui n'est pas clair comme de l'eau de roche, mais assez limpide pour indiquer franchement sa provenance.

Malgré ce résultat encourageant, la patiente, qui n'a pas accepté la ponction sans témoigner ses appréhensions, s'inquiète et s'agite. Elle accuse une vive douleur ; la respiration est pénible, anxieuse ; craignant une syncope, je ferme le robinet de l'appareil, prêt à l'ouvrir de nouveau au bout d'un moment. Dès que la malade est calmée, je rouvre le robinet, mais le liquide ne coule plus. Je me hâte donc de retirer le trocart (à ce moment quelques gouttes de sang passent dans le tube) et de faire le pansement habituel, puis je prescris à la malade l'immobilité absolue au lit pour toute la journée. On lui donnera une potion opiacée, et, s'il y avait douleur ou toux quinteuse, on lui ferait une injection de morphine.

Le liquide obtenu n'a pas l'aspect de sérosité ; il est très légèrement louche, blanchâtre. Il n'est troublé ni par la chaleur, ni par l'acide nitrique ; pour compléter on cherchera les crochets. Nous n'avons en tout que 550 centimètres cubes.

A la fin de la visite je retourne auprès de la patiente, que je trouve encore anxieuse, toussant un peu.

Dans l'après-midi la toux augmente, il y a plus de vomissements bilieux et dans la soirée une expectoration sanguinolente assez abondante. Le thermomètre, qui était le matin à 36°5 (les jours précédents le thermomètre ne dépassait pas 37°), s'élève à 5 heures à 39°7. La nuit est mauvaise, agitée.

Le 4, température 37°. On me montre le sang expectoré mêlé à des mucosités visqueuses, et sous mes yeux la malade rejette du sang brunâtre, intimement mélangé à des crachats aérés. Mon trocart aurait-il traversé, pour arriver au kyste une lame pulmonaire ? Cela est peu probable, puisque l'hémoptysie n'a pas été immédiate, puisqu'elle n'a débuté que plusieurs heures après la ponction, puisqu'elle indique enfin plutôt par ses caractères l'apoplexie du poumon que la plaie du poumon. Il faut donc admettre une congestion pulmonaire active, une sorte de fluxion de poitrine produite à distance. L'élévation de température à 39°7 est en faveur de cette hypothèse. D'autre part, je constate à la base droite, en arrière, des râles sous-crépitants fins qui n'existaient pas la veille, et des signes de bronchite généralisée des deux côtés (il y avait de la bronchite antérieurement). Langue sale, inappétence. Je prescris du sirop de morphine, une injection de morphine, des ventouses sèches. Le soir, 39°6. Même état.

Le 5, 38°1. Même toux, mêmes crachats. On me rappelle que la malade a souvent eu de pareilles hémoptysies ; aussi ne s'en préoccupe-t-elle pas elle-même ; mais elle se plaint cependant de cette dyspnée, de cette toux fréquente, et, pour moi je ne cache pas aux élèves mes inquiétudes. Traitement *ut supra*, ventouses, morphine. Le soir, 38°7. Hémoptysie plus abondante.

La nuit, insomnie, un peu de délire.

Le 6, 37°8. Cyanose de la face, refroidissement du nez, des mains, sang et mucosités en grande abondance. Râles sous-crépitants à la base droite en arrière et même à gauche ; râles sibilants dans le reste de la poitrine. Pas de souffle. Ventouses, morphine.

Digitale : soir, 37°8.

Le 7. — M. Gingeot reprend le service. Il trouve ma malade dans un état très grave, dyspnée, cyanose, toux fréquente, expectoration sanguinolente, mucosités épaisses visqueuses. Gros râles des deux côtés, aux bases. T. : matin, 37°8 ; le soir, 38°2.

Le 8, 38°2. Mêmes crachats. M. Gingeot prescrit un vésicatoire, et à la place de la digitale fait donner des capsules de térébenthine. Soir, 38°1. Dans la nuit orthopnée, étouffements.

Le 9, 37°4. Aggravation des phénomènes thoraciques, respiration rapide, cyanose. Soir, 37°5.

Le 10. — Hémoptysie continue, 38°. Le soir, 37°5. Mort dans la nuit.

Autopsie. — Après la section des côtes et l'ouverture du thorax, on constate que le diaphragme est refoulé par le kyste jusqu'au milieu du deuxième espace intercostal et grâce à lui accolé à la paroi thoracique. C'est avec grand'peine qu'on retrouve dans la plèvre diaphragmatique la trace du trocart sous forme de point rougeâtre très petit, sans infiltration, sans ecchymose, sans trace de pleurésie récente, ni espace où le trocart a passé ; il n'y a plus de poumon à proprement parler, mais une sorte de languette violacée, vestige du poumon atelectasié, atrophié, privé de vaisseaux. Ce n'est certainement pas de là qu'a procédé l'hémoptysie ; plus haut le poumon est fixé à la paroi par des adhérences pleurales plus épaisses ; en arrière il existe aussi un peu de pleurésie sèche ancienne, à la base : pas d'épanchement.

Le cœur est déplacé, refoulé à gauche par le kyste. Le foie est abaissé et volumineux ; le lobe gauche occupe toute la région épigastrique.

L'adhérence du diaphragme avec le kyste d'une part, et d'autre part avec la base du poumon, est tellement intime, qu'il est impossible de dissocier les organes. Nous sommes obligés d'enlever d'un seul coup toute la masse, après avoir sectionné la trachée et les vaisseaux du cou, décollé les adhérences pleurales, puis sectionné les attaches du diaphragme, la veine cave inférieure et enfin le hile du foie.

On peut alors se rendre compte aisément des dimensions du kyste, de son origine et de ses rapports. Le kyste émerge de la partie moyenne du foie et semble constituer en quelque sorte un troisième grand lobe de forme ovoïdale interposé entre les deux autres. Le lobe droit est proportionnellement moins hypertrophié que le gauche ; c'est en grande partie à ses dépens que le parasite s'est développé. Le kyste atteint presque la face inférieure de l'organe ; au niveau du lobe carré, il n'y a au-dessous de lui qu'une couche parenchymateuse de 0m02. La hauteur maxima de la masse hépato-kystique dans le sens vertical est de 21 centimètres. Le kyste a le volume d'un œuf d'autruche à peu près. Fluctuation nette, mais pas de frémissements.

En ouvrant le kyste, nous voyons s'échapper une grande quantité de liquide, non pas purulent, mais brun sale, épais ; de plus, deux vésicules hydatiques, grosses comme des marrons.

Les parois kystiques ont subi des modifications intéressantes. La membrane germinale assez épaisse, mais peu consistante, n'adhère plus à l'enveloppe fibreuse, elle se détache partout spontanément. C'est ce qui explique un des incidents de la ponction. La membrane germinale, douée d'une grande mobilité, s'était probablement placée devant le trocart et l'avait obturé. Elle a une teinte violacée.

L'examen de la surface interne de l'enveloppe fibreuse nous fait comprendre la transformation du liquide. Le sang qui s'est mêlé à l'eau claire du kyste provient de la paroi qui offre des ecchymoses, des traces d'infiltration sanguine sur plusieurs points, et même, grâce aux ruptures vasculaires, quelques petits caillots noirâtres. Il y a donc eu dans la paroi externe du kyste une congestion active, une fluxion sanguine contemporaine probablement de celles des poumons. Le fait est remarquable, puisque cette enveloppe kystique ne contient que des vaisseaux sans importance.

Sur la même paroi, en haut, nous trouvons une ulcération, une perte de substance arrondie de 0^{m}02 de diamètre. Comme à ce niveau le contact avec le parenchyme pulmonaire est immédiat, cette destruction partielle constitue évidemment le point faible où devait se produire tôt ou tard la rupture, l'ouverture du kyste dans les bronches.

En dehors du kyste, cette communication avec les bronches est déjà préparée ; nous surprenons là un processus d'atrophie dont le diaphragme a fait en grande partie les frais. Le diaphragme, en effet, n'est pas seulement pâle, aminci, sur une grande étendue, sur tout le sommet du kyste ; au point que j'indique, il a complètement disparu et l'on ne retrouve plus à sa place (vestige du muscle et des séreuses péritonéale et pleurale) qu'une lame encore assez épaisse, mais qui semble peu résistante.

Donc la symphyse kysto-pulmonaire, prélude de la fistule kysto-bronchique, est complète.

Absence de tubercules dans le poumon droit et aussi dans le poumon gauche ; la chose est importante à signaler, puisque la malade a été considérée longtemps comme phtisique.

Ensuite condensation du tissu dans la totalité du lobe inférieur ;

crépitation presque nulle : il n'y a pas cependant d'hépatisation, car les fragments excisés ne gagnent pas le fond du vase d'eau où on les plonge, mais surnagent. La coloration de ce tissu est rouge foncé noirâtre, et à la coupe on voit s'écouler une grande quantité de sang. C'est en vain que l'on cherche les noyaux d'apoplexie vraie ou des infarctus ; l'infiltration sanguine est totale et diffuse ; il n'y a pas de foyer circonscrit.

Mêmes particularités à la base du poumon gauche dans presque tout le lobe inférieur.

Il y a donc eu là des deux côtés une congestion, une fluxion sanguine intense.

Un peu d'emphysème dans les régions antéro-supérieures des deux organes.

Rien à noter dans le péricarde. Le cœur est refoulé à gauche par le kyste. Pas de lésion vasculaire, sauf un peu d'athérome des valvules sigmoïdes de l'aorte.

Le muscle cardiaque paraît altéré. M. le professeur Hayem, qui assiste ainsi que M. Hanot à l'autopsie, pense qu'il s'agit là d'atrophie brune du myocarde.

L'examen histologique n'a pas été fait.

On trouve des caillots sanguins dans le ventricule droit et l'oreillette droite.

Le parenchyme hépatique, examiné au voisinage et à distance du kyste, est manifestement induré, cirrhosé ; il n'y a cependant pas de lobulation à la coupe, pas d'irrégularités à la surface comme dans la cirrhose avancée.

Pas de tuméfaction de la rate. Rien à noter du côté des reins, du pancréas, de l'estomac, de l'intestin.

Nous avons tenu à rapporter en entier cette observation, que nous croyons intéressante à tous les points de vue.

Outre les difficultés de diagnostic qu'elle met en évidence, elle nous montre encore l'inconvénient de la ponction aspiratrice suivie du retrait d'une grande quantité de liquide hydatique et surtout le processus d'ouverture du kyste dans les bronches.

III. — KYSTES POSTÉRO-SUPÉRIEURS

M. Bœckel pense que les kystes postéro-supérieurs se développent souvent dans cette partie du bord postérieur du foie qui est dépourvue de revêtement péritonéal.

Trevfs (*Bull. méd.*, n° 86, 1887) a observé un cas de rupture extra-péritonéale d'un kyste de la face convexe, qui serait assez en accord avec cette opinion.

Ces kystes sont plus fréquents que les postéro-inférieurs, mais sont encore assez rares.

Ils ont une tendance manifeste à devenir intra-thoraciques et même à s'ouvrir dans le thorax.

Les mêmes signes que nous avons rapportés pour les kystes antéro-supérieurs sont observés dans ces kystes à la partie postérieure du thorax.

Il est difficile de ne pas confondre ces kystes avec une pleurésie enkystée de la base du poumon et en arrière.

La matité, dans les cas de kystes, atteint sa plus grande hauteur dans les parties latérales ; le souffle et l'œgophonie n'existent pas.

L'ouverture dans les voies respiratoires a fait porter quelquefois le diagnostic de tuberculose.

IV. — KYSTES DU LOBE GAUCHE

Les kystes du lobe gauche sont très rares. Cecyle Dylion, dans sa thèse, prétend ne pas en avoir trouvé de signalés dans les nombreuses publications qu'elle a parcourues.

Même antérieurement à cette thèse, on peut pourtant signaler quelques cas de kystes du lobe gauche. Deux dans la thèse de Potherat, deux dans le *Traité des Entozoaires* de Davaine, un dans la *Revue de Hayem*, mais ces cas n'ont pas été étudiés.

En 1891, M. Gaillard a présenté deux observations à la Société médicale des hôpitaux. Nous en résumons une à la suite de ce chapitre.

Ces observations nous montrent la nécessité de tenir compte de cette quatrième catégorie de kystes de la face convexe, et nous permettent d'en donner les principaux symptômes.

Symptômes. — 1° Voussure de la partie gauche de l'épigastre, de l'hypocondre gauche et de la base du thorax.

2° Matité à la percussion, limitée en bas, au-dessous des fausses côtes ; en haut, par le 4° intercostal ; dans l'aisselle et en arrière, elle est bornée par une ligne obliquement ascendante, qui s'élève à quatre travers de doigt de l'omoplate et atteint la colonne vertébrale. Dans la ligne axillaire, la hauteur de la matité est d'environ 17 centimètres.

3° Douleur à l'épaule gauche. — Troubles digestifs. — Disparition des vibrations thoraciques, comme dans les cas de kystes intra-thoraciques.

Le cœur est très peu déplacé.

Le diagnostic est surtout à faire avec un kyste de la rate. La constatation de la mobilité de la rate tranchera la question.

Observation II

(RÉSUMÉE)

(GAILLARD, *Bull. Soc. méd. hôpitaux*, séance 6 mars 1891)

Kyste de la base du thorax, provenant du lobe gauche du foie, compliquée de pleurésie gauche.

Mlle A..., trente-cinq ans, domestique, a été admise à l'hôpital des Diaconesses protestantes à la fin de l'année 1890, pour une douleur qui existe depuis quelque temps au côté gauche. Elle a été traitée sans succès par les révulsifs.

On me présente la malade le 2 janvier 1891, et je constate chez elle une voussure de la partie gauche de l'épigastre, de l'hypocondre gauche et de la base du thorax du même côté. Il y a là une masse compacte, non fluctuante, non pulsatile, mate à la percussion, dont la limite inférieure existe un peu au-dessous des fausses côtes, et qui est limitée en haut de la façon suivante : en avant, elle atteint le 4e espace intercostal et le cœur est à peine déplacé ; dans l'aisselle et en arrière, elle est bornée par une ligne obliquement ascendante qui s'élève à quatre travers de doigt de l'omoplate et atteint la colonne vertébrale. Dans la ligne axillaire, la hauteur de la matité est de 17 centimètres.

Au niveau de cette masse, les vibrations thoraciques ont disparu. Au voisinage de la limite supérieure, en arrière, un souffle doux et de l'égophonie ; plus haut, rien à noter de spécial. En avant, sous la clavicule, bruit skodique à gauche. Les sommets des deux poumons sont sains.

Le cœur est à peine déplacé. Si le choc de la pointe manque, on peut cependant affirmer que l'organe ne bat pas à une grande distance de la paroi, car, dans le 4e espace, on perçoit un bruit sourd.

L'examen du foie montre que le lobe droit a des dimensions normales, tandis que le lobe gauche est hypertrophié ; c'est à ce lobe gauche qu'on doit attribuer la voussure signalée plus haut ; ce lobe gauche hypertrophié fait corps avec la masse compacte déjà indiquée.

En palpant l'abdomen, au-dessous des fausses côtes gauches, l'on constate la présence d'une tumeur mobile qui a les dimensions de la rate ; cet organe semble donc abaissé seulement par la tumeur et parfaitement indépendant d'elle.

L'estomac est dilaté ; le clapotement peut être perçu jusqu'au voisinage de l'ombilic.

Pas de fièvre, pas de frissons, rien qui puisse faire penser à de la suppuration. État général assez bon, pas d'anémie. Aucun signe de néoplasme malin. Douleur au côté gauche et à l'épaule du même côté. La malade dort peu. Elle n'est pas alitée.

Antécédents. — Rien à signaler. La patiente est servante, depuis quatre ans, chez un boucher qui possède plusieurs chiens.

La maladie actuelle n'a pas débuté brusquement. Il y a quatre mois, Mlle A... a éprouvé un certain malaise et de la gêne au côté gauche. Cette gêne s'est accrue progressivement vers le début de décembre 1889. Mlle A... a été forcée d'interrompre ses occupations.

5 janvier. — Ponction dans le neuvième espace intercostal gauche, non loin de la colonne vertébrale. La liquide qui s'écoule est limpide, clair comme de l'eau de roche. Il ne contient pas d'albumine, pas de dépôts, pas de membranes hydatiques.

La quantité de liquide retirée dans cette première séance est de 500 grammes.

Donc pas de doute possible, il s'agit là d'un kyste hydatique à hydatides vivantes.

La malade est soulagée. Pas de toux, pas de fièvre, pas d'urticaire.

6. — Pas de modification appréciable dans l'aspect du côté malade, mais l'on constate du frottement pleural en arrière ; le souffle persiste. Donc il y a, outre le kyste, une pleurésie, ce qui explique le souffle, l'égophonie, les signes de refoulement pulmonaire qu'on avait constatés. En outre, cela montre que le kyste est en dehors de la cavité pleurale : il ne peut loger ni dans la plèvre pariétale, ni dans la plèvre diaphragmatique. Il ne peut être dans l'épaisseur du poumon puisqu'il n'y a pas eu d'hémoptysies. On ne peut donc le localiser qu'entre la surface du poumon et la plèvre, dans l'épaisseur même du diaphragme ou dans un des viscères abdominaux.

Or on constate l'intégrité de la rate par la palpation ; rien ne peut faire songer à un kyste du rein ou du pancréas, on ne peut songer qu'à un kyste du lobe gauche du foie qui est hypertrophié, tandis que les dimensions du lobe droit n'ont pas varié.

La suite de l'observation va justifier cette hypothèse.

7. — Persistance du frottement pleural dans une grande étendue en arrière.

8. — Le frottement pleural disparaît. Le souffle et l'égophonie persistent.

Du 8 au 16, la pleurésie s'atténue.

16. — Ponction un peu en dehors de la première piqûre (neuvième espace gauche) avec un trocart un peu plus gros. Liquide louche, débris de membranes caractéristiques. On extrait 20 grammes de liquide qu'on remplace par une quantité égale de liqueur de Van Swieten.

20. — Amélioration notable de l'état général. La tumeur diminue et l'on constate qu'elle suit les mouvements du diaphragme. La rate est mobile au-dessous d'elle.

5 février. — Plus de signes d'épanchement pleural. Le choc de la pointe du cœur reparaît dans le cinquième espace gauche. La tumeur

3

ne dépasse plus les fausses côtes. La paroi abdominale étant devenue dépressible permet de reconnaître la rate et le rein gauche abaissé.

4 mars. — M. Monod constate avec M. Gaillard qu'il n'y a plus en arrière de zone de matité assez nette pour y autoriser une ponction. On est obligé de se reporter dans le huitième espace. On extrait un demi-litre de liquide contenant un peu d'albumine. Le trocart laissé libre suit les mouvements du diaphragme quand on l'abandonne à lui-même. — Injection de 12 grammes de liqueur de Van Swieten.

21. — La malade quitte l'hôpital en très bon état.

Revue depuis lors plusieurs fois, sa santé continue à être excellente.

II

PRONOSTIC

Le pronostic des kystes hydatiques du foie est fort sérieux en raison de leur tendance à s'accroître, des accidents graves qu'ils provoquent souvent et de la mort subite qui peut suivre une intervention même minime. Le traitement, et en particulier le traitement par les injections d'eau naphtolée, peut conjurer ces graves dangers et rendre le pronostic favorable.

Quelquefois les kystes ont une marche envahissante, en ce sens que, malgré des interventions rationnelles, il se produit de nouvelles tumeurs. Il est probable que, dans ce cas, il s'agit de kystes à multiplication exagérée.

Dans les cas particuliers, le pronostic dépend d'une foule de circonstances, au premier rang desquelles il faut placer le mode suivant lequel s'opère la rupture.

De toutes les ruptures, les plus favorables sont celles qui se font par l'intestin, puis par la peau, les bronches.

Même dans ces circonstances favorables, le malade court encore les chances d'une suppuration chronique.

TROISIÈME PARTIE

TRAITEMENT

Le kyste est-il susceptible de guérir seul?

Madelung (de Rostock) a donné à la réunion des médecins mecklembourgeois la statistique de 88 cas n'ayant subi aucun traitement. Sur ce nombre il compte 39 morts, 22 guérisons, 6 améliorations, 10 cas où la maladie resta stationnaire, 11 cas inconnus (*Centralblatt für Chirurgie*, 1885).

Cette statistique n'est pas, comme on le voit, bien encourageante. Nous allons signaler rapidement les traitements divers qui ont été et qui sont encore employés. Nous insisterons plus spécialement sur le traitement à l'eau naphtolée qui, comme on le verra par notre observation personnelle et les observations qui suivent, a donné d'excellents résultats.

Les méthodes de traitement peuvent se diviser en:

1° Méthode par agents thérapeutiques ayant pour but de détruire l'hydatide directement;

2° Méthode ayant pour but de détruire l'hydatide en la privant de son liquide nourricier;

3° Méthode chirurgicale;

4 Méthode médico-chirurgicale.

I. — TRAITEMENT PAR AGENTS THÉRAPEUTIQUES

Les agents les plus divers ont été employés tour à tour, mais sans donner de résultat.

Ainsi Baumés employait les frictions d'onguent napolitain et le calomel à l'intérieur, jusqu'à la salivation mercurielle.

Laennec, se basant sur ce que les moutons qui paissent les pâturages maritimes sont exempts d'hydatides, recommandait l'eau de mer ou bien l'eau de mer artificielle en boisson et en bains. Voici les formules :

	gr.		gr
Sel marin gris.........	17	Sel de cuisine..........	5.300
Sulfate de soude.......	11	Chlorure de magnésium .	120
Chlorure de calcium ...	2	Chlorure de calcium	470
Chlorure de magnésium	6	Sulfate de soude	2.060
Eau...................	1 litre	pour un bain.	
500 à 1,000 grammes par jour.			

Chabert emploie les topiques (huiles empyreumatiques, pétrole), les vésicatoires.

Le Dr Hjaltelin la rhubarbe, le sous-carbonate de soude, la teinture de kamala à la dose de XXX gouttes par jour.

L'iodure de potassium, sur lequel on avait fondé beaucoup d'espoir, a été aussi employé par beaucoup de praticiens : Hawkins, Heckford, Fox et Longen, en Angleterre ; Desnos et Jaccoud, en France; Murchinson, Frerichs, Semmola, mais toujours sans résultat.

Après les agents thérapeutiques, on a employé l'électropuncture.

Thorarensen employait de longues et fines aiguilles d'acier qu'il introduisait aux deux pôles de la tumeur.

Ce procédé, modifié par la disposition des électrodes, fut repris par Hilton Fagge, Durham, Cooper Fowder.

Henrot (de Reims) prétend avoir obtenu des résultats par l'électrolyse. L'électrolyse est encore employée de nos jours par le Dr Apostoli.

II. — MÉTHODES DE TRAITEMENT AYANT POUR BUT DE DÉ-
TRUIRE L'HYDATIDE EN LA PRIVANT DE SON LIQUIDE NOUR-
RICIER.

Les méthodes, là aussi, sont nombreuses. Borgherini, cité
par Toussaint (Thèse Nancy, 1886), enlève 5 à 6 grammes
de liquide avec une seringue de Pravaz.

Boinet, Verneuil, John Harly, vident le contenu, en modi-
fiant chacun, plus ou moins, le procédé opératoire avec un trocart à hydrocèle.

Fossard (Thèse Bordeaux, 1887), Braine (Thèse Nancy,
1887), emploient la double ponction.

Trousseau, l'acupuncture ; Simon, le procédé à deux trocarts.

Récamier emploie les caustiques. Dolbeau, Richet, Tillaux,
modifient le procédé et se servent de caustiques différents.

En dernier lieu, celle qui avait tout détrôné, c'est la méthode d'aspiration de Dieulafoy.

Cette dernière méthode provoque souvent des accidents :
urticaire, embolie pulmonaire, mort subite par excitation né-
vrolytique ou paralysante transmise au bulbe par le pneumo-
gastrique.

III. — TRAITEMENTS CHIRURGICAUX

Les traitements chirurgicaux sont très nombreux ; nous
nous contenterons, comme pour les autres, de les signaler.

Ils sont tous basés sur le principe suivant :

1° Évacuer le contenu du kyste, liquide et *membranes*, à
travers la paroi abdominale ;

2° Faciliter la détersion, le bourgeonnement, la cicatrisation de la cavité et de la fistule qui'y donne accès.

Voici les différentes méthodes employées et qui ont donné chacune des résultats variables :

Ponction simple. — La ponction simple se fait avec un trocart à hydrocèle ou avec un trocart capillaire bien désinfecté à l'avance : elle ne doit se faire que lorsque les adhérences assez solides se sont produites. Si ces adhérences n'existent pas, la mort peut s'ensuivre par irruption du liquide dans le péritoine.

Ce moyen, employé par Brodie, Th. Alexandre, Hawkins, Alph. Robert, Boinet, Demarquay, Frerichs, Langenbeck, est tombé de nos jours dans l'oubli.

Ponction capillaire avec aspiration. — Deux sortes :
Ponction exploratrice.
Ponction curatrice.

On se sert des appareils Dieulafoy et Potain avec le trocart n° 2. Dans la première on retire simplement une petite quantité de liquide, dans la seconde au contraire on vide complètement le kyste.

Incision au bistouri. — On ouvre d'emblée le kyste au bistouri.

Incision au thermo-cautère. — Cette ouverture au thermo-cautère est préconisée par le docteur Gérin Roze.

Méthode de Récamier. — Cette méthode présente trois temps opératoires.

Premier temps. — Production d'une eschare au moyen de fragments de pierre à cautère. Cette eschare est renouvelée jusqu'à ce qu'elle ait perforé les parois du kyste.

Deuxième temps. — Agrandissement de la plaie par une incision.

Troisième temps. — Injections de liquides détersifs et désinfectants. Après un ou quelques mois le kyste commençait à se fermer et il restait le plus souvent une fistule dont la cicatrisation pouvait se faire attendre longtemps.

Demarquay, Richet de Saint-Germain, Tillaux, Blachez, ont tour à tour employé ce procédé avec quelques modifications individuelles.

Procédé du trocart. — Boinet le premier, en 1851, ponctionne les kystes hydatiques avec un gros trocart et lui substitue au bout d'un temps plus ou moins long une sonde en gomme rouge. Verneuil substitue de même au trocart de Boinet une sonde en gomme rouge munie à son extrémité libre d'un morceau de peau de baudruche mouillée, qui empêche l'air de pénétrer dans le kyste.

M. le docteur Terrillon laisse la sonde au milieu d'un pansement de Lister, où le liquide coule librement.

Procédé de Gardner. — Ce chirurgien fait une application de potasse caustique, puis enfonce un gros trocart qu'il laisse en place.

Procédé de Jobert. — Il consiste à laisser la canule du gros trocart en place pendant trois à sept jours et à lui substituer ensuite, quand le trajet est formé, une grosse sonde en gomme pour pratiquer les lavages.

Procédé du double trocart ou de Simon (d'Heidelberg). — Ce chirurgien enfonce deux trocarts moyens dans la poche, distants l'un de l'autre de 3 à 4 centimètres ; il les laisse en place quatre à six jours et ensuite incise au bistouri le pont de substance qui les réunit.

Procédé de la double sonde ou procédé Verneuil modifié. — On enfonce dans la tumeur deux trocarts moyens à 0,03 centimètres de distance l'un de l'autre, et immédiatement on fait glisser dans chaque trocart une sonde en gomme rouge ; on fixe ces deux sondes à la paroi abdominale et on ajoute une baudruche mouillée à chaque extrémité : le goulot d'une bouteille reçoit l'extrémité de ces deux sondes. Injection antiseptique pour empêcher la fétidité de la poche.

Au bout de quatre à six jours, on sépare le pont de substance situé entre les deux sondes avec le thermo-cautère.

Méthode de Bégin. — 1° Incision de la paroi abdominale, sur la partie la plus saillante de la tumeur, jusqu'à la surface du kyste ; 2° la plaie est pansée avec un linge enduit de cérat : compresses et bandages de corps. Au bout de trois jours, incision des parois du kyste.

Méthode de Volkmann. — Cette méthode se rapproche beaucoup de celle de Bégin ; on a en plus l'antisepsie.

Premier temps. — Incision de huit centimètres, parallèle aux fausses côtes droites, intéressant toutes les parties molles jusqu'au péritoine ; puis, lorsque la plaie est exsangue, on ouvre le feuillet péritonéal dans toute la longueur de l'incision, et on bourre la plaie avec de la gaze antiseptique.

Deuxième temps. — Au bout de huit à neuf jours, lorsque les bords de la plaie sont suffisamment adhérents à la paroi kystique, on incise la poche, on évacue le contenu ; la cavité est lavée avec l'eau phéniquée, puis on place un gros drain dans l'ouverture. Pansement de Lister.

Laparotomie. — Incision des parties molles jusqu'au kyste. Ponction du kyste avec un trocart de calibre moyen, on vide la poche et on ferme l'orifice avec une pince à kyste ovarique. La poche est ensuite attirée au dehors, largement ouverte et lavée avec une solution antiseptique. Suture à la soie, ou au crin de Florence, des lèvres de la poche incisée, à la paroi abdominale. Occlusion de la cavité. Lavages antiseptiques. Deux gros drains. Gaze iodoformée.

Pansement extérieur, gaze, coton hydrophile, bandage de flanelle.

D'autres méthodes encore sont employées :

Potherat, dans sa thèse, préconise l'incision abdominale aseptique, modifiée selon les positions du kyste.

La résection du bord inférieur du thorax a été effectuée par Lannelongue. Cette méthode se trouve décrite tout au long dans la thèse de Canniot.

Dans le cas de kystes très petits, Lucas-Championnière, Pozzi, Vallas, ont pratiqué l'extirpation complète.

L'hépatotomie de la portion du foie, remplie de petits kystes, a été pratiquée par Lawson-Tait, Terrillon.

IV. — TRAITEMENT MÉDICO-CHIRURGICAL

Les méthodes n'en sont pas moins nombreuses. Elles ne diffèrent toutes que par le liquide employé en injections. Parmi les premiers essais nous trouvons les injections de bile (*expérience de Tardieu à l'hôpital Lariboisière*), de potasse, d'alcool.

Pavy employa un liquide ainsi formulé :

Extrait non purifié de fougère mâle. .	2 grammes.	
Liqueur de potasse	2	—
Eau..	25	—

Les résultats ne furent pas heureux ; ces injections occasionnèrent des péritonites mortelles. On cite un seul cas de guérison par l'alcoool.

Boinet employait les injections de teinture d'iode, qu'il laissait dans la cavité une dizaine de minutes environ. Ces injections provoquaient des accidents d'iodisme.

Le chloral, l'acide salicylique, la créosote, la liqueur de Labarraque, furent tour à tour employés.

Debove a employé le sulfate de cuivre, Dujardin-Beaumetz

le peptonate de mercure, Géo Palmer l'acide phénique, Mesnard (de Bordeaux) le bichlorure de mercure. Comme on le voit, la plupart des liquides employés dans ces dernières années sont des liquides antiseptiques.

Le naphtol devait, à son tour, être employé pour le traitement des kystes.

Le naphtol était déjà employé en antisepsie intestinale, en oculistique; son peu de toxicité à doses suffisamment antiseptiques, en injections intra-pulmonaires, avait été reconnu comme le prouvent les expériences d'Aruch.

« Aruch s'est servi de solutions de 1 à 2 pour 100. Les chiens ont supporté ces solutions jusqu'à la dose de 5 grammes par kilogramme de leur poids. Les lésions pulmonaires, observées dans quelques cas seulement, se rencontrent aussi bien après les injections d'eau simple stérilisée qu'après celles des solutions de naphtol. »

On avait observé son peu de solubilité, son action sur le bacille de l'Herpès, du choléra asiatique, du charbon. Ces propriétés devaient attirer l'attention des expérimentateurs sur cet agent antiseptique, pour les injections dans les cavités inaccessibles directement.

Aussi M. Bouchard, après des études aussi complètes qu'approfondies sur sa solubilité, son pouvoir antiseptique, comparé à d'autres médicaments de même nature, conseille-t-il l'emploi du naphtol β dans le traitement des kystes hydatiques par les injections.

Le naphtol β, en effet, à doses physiologiques, c'est-à-dire capables de faire courir un risque à l'animal, stérilise 14 à 15 fois plus de matières que la dose correspondante de biiodure. Le naphtol β a, par conséquent, une valeur thérapeutique 15 fois plus grande que le biiodure.

M. Chauffard est le premier qui se soit servi de cet antiseptique. Juhel Renoy, Merklen s'en sont servis ensuite : les résultats donnés sont en rapport avec les espérances qu'on avait fondées sur ce liquide.

Les résultats obtenus par les auteurs déjà cités, les accidents signalés dans la littérature médicale avec l'emploi de la liqueur de Van Swieten (intoxications avec tout le cortège de phénomènes qui les accompagnent), l'intolérance de certains individus pour ce dernier médicament, comme le montre si bien une de nos observations, nous ont amené à l'emploi de l'eau naphtolée, pour la malade qui a été traitée dans la clinique de M. le professeur Laget, salle Sainte-Élisabeth, (Hôtel-Dieu).

Les résultats, malgré la communication établie entre la kyste et la plèvre à la suite de la ponction exploratrice, ont été des plus heureux. La malade qui, par suite de cette communication, s'est trouvée dans le cas d'une personne atteinte de kyste du foie et de la plèvre, à guéri sans présenter de réaction fébrile marquée.

Observation III

(PERSONNELLE)

Marie C..., âgée de trente-quatre ans, entre à l'hôpital, le 11 avril, dans le service de M. le Dr Vidal, pour une tumeur abdominale.

Elle a une teinte subictérique avec amaigrissement. Après plusieurs jours d'observation, elle passe dans le service de M. le professeur Laget, le 3 mai 1894.

Elle ne présente rien de particulier à signaler au point de vue des antécédents héréditaires. Rien non plus comme antécédents personnels.

La malade vivait à la campagne. Elle affectionnait les chiens et en avait trois ou quatre depuis plusieurs années. Il y a trois ans, elle souffrait de temps à autre de douleurs du côté droit : douleurs vagues qu'elle ne peut définir. Il y a quelques mois ces douleurs augmentent, elles sont beaucoup plus vives pendant la marche ; elle s'aperçoit alors qu'elle devient à peu près jaune, que son ventre grossit, et elle se décide à entrer à l'hôpital, où nous l'examinons.

Etat actuel. — Le 5 mai, on note la teinte subictérique de la malade, un amaigrissement très prononcé, aucune trace de scrofule antérieure. Aux poumons, de l'obscurité à la base droite.

Pas de souffles cardiaques. Le cœur n'est ni hypertrophie ni dilaté : la pointe bat un peu en dehors de la ligne mamelonnaire.

Les urines, de coloration et d'abondance, à peu près normales, ne contiennent pas d'albumine et la quantité d'urée n'est que légèrement augmentée.

Aucune lésion des organes génitaux, pas de troubles de la menstruation. Rien du côté du système nerveux.

Pas de troubles digestifs, pas de dégoût pour les aliments gras.

Aucune affection cutanée, pas d'urticaire.

Le ventre est volumineux avec une circulation collatérale supplémentaire assez manifeste. Léger œdème dans les régions déclives de la paroi abdominale et des fesses.

La limite supérieure du foie est sensiblement élevée. Elle remonte jusqu'au troisième espace intercostal. En arrière, la respiration, quoique affaiblie, s'entend jusqu'en bas. La limite inférieure est abaissée. On perçoit le bord inférieur du lobe droit du foie, un peu au-dessous de l'ombilic ; on a la sensation bien nette de l'encoche hépatique, et l'on peut suivre facilement jusqu'au lobe gauche le rebord du foie.

La matité du lobe gauche se confond avec la matité de la rate, qui paraît légèrement augmentée de volume.

La surface du foie est lisse, dure : on ne perçoit ni fluctuation ni frémissement.

Après nous être demandé s'il ne s'agissait pas là d'une cirrhose hypertrophique biliaire de Hanot, nous éliminons cette hypothèse.

Nous n'avons pas eu là, en effet, ces ictères à répétition, cette hypertrophie marquée de la rate, les épistaxis abondantes répétées, les hémorragies du tube digestif, l'état des gencives, les troubles cardiaques qui, avec le manque d'ascite, caractérisent cette dernière maladie.

Nous éliminons aussi une forme anormale de cirrhose de Laennec et une périhépatite suppurée. Nous pensons à une tumeur liquide, probablement un kyste, de la face convexe du foie.

La malade nous décrivait, en effet, assez bien sa douleur. Elle était profonde, en barre au niveau du diaphragme et exaspérée dans les fortes inspirations.

M. le professeur Laget décide de faire une ponction exploratrice. La ponction est faite le lundi, dans le septième espace intercostal, avec un petit trocart de Potain, et toutes les précautions antiseptiques recommandées en pareille circonstance sont prises.

La ponction exploratrice donne issue à un liquide eau de roche ; on n'enlève que 30 ou 40 grammes de liquide, afin de pouvoir l'analyser.

Le liquide clair, limpide comme de l'eau de roche, contient du chlorure de sodium et, à l'analyse, ne donne aucune trace d'albumine.

Au microscope, on y constate nettement des crochets d'échinocoques.

Pris au dépourvu, on ne peut tout de suite faire les injections d'eau naphtolée sursaturée.

Le lendemain de la ponction exploratrice, la malade est prise de dyspnée, et l'on constate, à droite : un grand souffle pleurétique, une matité qui remonte en avant jusque sous la clavicule, la disparition complète des vibrations thoraciques et du murmure vésiculaire à la base du poumon.

Le cœur est tellement dévié que la pointe bat complètement sur la ligne axillaire.

Les limites inférieures du foie sont toujours les mêmes. La température est de 37°5.

Ce sont là les signes d'un épanchement très abondant de liquide dans la plèvre. D'où provient ce liquide ?

Il n'est pas dû à une pleurésie qui se serait produite depuis la ponction exploratrice. La marche de la température, le manque de réaction fébrile, la rapidité avec laquelle le liquide s'est produit en si grande quantité, nous permettent de laisser cette hypothèse de côté.

Le liquide est dû probablement, nous pourrions dire sûrement (comme va le montrer la suite de l'observation), au passage dans la plèvre du liquide du kyste.

Par quel mécanisme ce passage s'est-il effectué ?

Ce passage a dû s'effectuer par une ouverture faite en ponctionnant le kyste, pour en extraire le liquide nécessaire à l'examen microscopique et à l'analyse.

Pourquoi n'y a-t-il pas eu épanchement de liquide dans la cavité péritonéale? Comment le parallélisme de la paroi du kyste, du péritoine, du diaphragme et de la plèvre n'a-t-il pas été détruit?

Nous ne saurions le dire.

Probablement des adhérences, avec atrophie de la paroi, devaient exister entre le kyste et le diaphragme.

Si cette dernière hypothèse est exacte, l'intervention était urgente. L'ouverture dans les bronches n'aurait pas tardé à se produire.

Le 5, M. le professeur Laget évacue le liquide du kyste et le remplace par de l'eau naphtolée à 0,40 pour 1,000. Cette solution est faite avec de l'eau stérilisée.

Il retire 2 lit. 3/4 de liquide et injecte avec le potain 1 lit. 1/2 d'eau naphtolée. On ne constate aucune élévation de température.

La matité pleurale restant stationnaire, on décide d'enlever le liquide de la plèvre et, de crainte que celle-ci ne soit ensemencée, d'injecter aussi dans la plèvre de l'eau naphtolée.

7 mai. — Ponction de la plèvre; retrait de 2 lit. 1/2 de liquide eau de roche qui, à l'analyse, donne quelques traces d'albumine, et injection de 1 litre d'eau naphtolée. T.: 37°8.

12. — La matité pleurale persistant toujours et les limites inférieures du foie n'étant pas sensiblement élevées, on fait:

1º Une ponction hépatique, — on retire 2 litres d'un liquide nettement purulent qui, examiné au microscope, contient des globules blancs et du pus, et l'on injecte 1 litre d'eau naphtolée;

2º Une ponction pleurale donnant issue à un litre et demi de pus. On injecte trois quarts de litre d'eau naphtolée. Pas d'élévation de température.

A partir de ce jour, l'état de la malade qui n'avait jamais été mauvais, à part cet accès de dyspnée, s'améliore de plus en plus. Les limites inférieures du foie remontent progressivement. La matité pleurale diminue et le cœur reprend assez vite sa position normale.

1er juillet. — La malade quitte l'hôpital, complètement guérie; les limites du foie sont normales; le cœur a repris sa place, la matité pleurale n'existe plus.

Elle revient tous les mois se faire voir: on constate la disparition de l'ictère, plus de traces d'ascite: elle augmente de poids à chaque visite.

Un an après (juin 1895), M. le professeur Laget l'a revue à son ca-
binet : il n'a pu que constater sa complète guérison.

MANUEL OPÉRATOIRE

Le manuel opératoire que nous avons employé, et qui nous
a donné de bons résultats, est à peu près celui que Mirande
décrit dans sa thèse :

« Le malade aura pris un bain la veille. On l'aura purgé
également, de façon à bien débarrasser l'intestin des matières
ou des gaz qui pouvaient l'encombrer.

» On procèdera à une antisepsie rigoureuse de la région :
lavages à l'eau de savon, à l'éther pour dissoudre les matières
grasses ou sébacées, puis au Van Swieten. Pendant une ou
deux heures, application de larges compressses trempées
dans le sublimé sur la peau de l'hypocondre droit. Les mains
du praticien, les instruments, les linges du pansement auront
été, bien entendu, soigneusement stérilisés. On se servira du
trocart n° 2 de l'appareil Potain, préalablement flambé à la
lampe à alcool. La ponction sera faite au point le plus saillant
de la tumeur.

» Le kyste sera complètement vidé à l'aide de l'aspirateur
Potain.

» Le liquide évacué est remplacé en partie par de l'eau
naphtolée 0,40 pour 100 qu'on laisse dans le kyste.

» L'opération terminée, un bandage de corps sera appliqué
et l'immobilité absolue imposée au malade. On lui adminis-
trera 10 ou 12 centigr. d'opium, de façon à le constiper pendant quelques jours pour paralyser son intestin. Lait. Œufs.
Toniques. Champagne.

» Les jours suivants on surveillera avec soin l'opéré. Si la tumeur se reproduit, nouvelles ponctions jusqu'à guérison complète. »

Observation IV

(*In* thèse MIRANDE)

Kyste hydatique simple du foie traité par la ponction suivie d'une injection de 7 centigrammes 1/2 de naphtol. — Guérison.

Le 28 mars 1889 entrait à mon service, à l'hôpital Broussais, une jeune fille de dix-huit ans, atteinte de kyste hydatique du foie. Cette jeune fille qui, depuis cinq ans, possédait un petit chien barbet, avait remarqué, en janvier 1888, que sa région épigastrique était devenue plus saillante ; en même temps, elle avait été prise d'un dégoût très prononcé pour les aliments gras.

En mars, douleurs dans l'épaule droite, revenant tous les huit ou quinze jours environ.

Le 26 avril, elle entra à l'hôpital Cochin, dans le service de M. Gouraud. On constate l'existence, en plein épigastre, d'une tumeur hémisphérique, grosse comme une orange, lisse, résistante et non douloureuse à la pression.

Le 6 mai, ponction à la seringue de Pravaz ; on retire un liquide limpide et contenant des crochets ; quelques heures après, vomissements, douleurs épigastriques et éruption d'urticaire.

Le lendemain et le surlendemain, continuation de la fièvre, qui monte jusqu'à 39°6 le soir, sans ballonnement du ventre, ni symptômes péritoniques. L'éruption ortiée s'efface.

Le 11 mai, nouvelle poussée d'urticaire qui dure trois jours.

Le 6 juin, ponction évacuatrice avec l'appareil Dieulafoy : on retire 50 grammes de liquide. Aucune suite fâcheuse cette fois, et la malade quitte l'hôpital huit jours après.

Mais la tumeur se reproduit très rapidement; vers le milieu de septembre, réapparaissent des troubles digestifs, et, en décembre, on constate que le kyste a pris ses dimensions primitives.

Quand cette jeune fille entre dans mon service, le 29 mars 1889, le kyste forme une tumeur épigastrique et médiane, sphéroïde et ayant environ 8 centimètre de diamètre dans tous les sens. Cette tumeur

4

transmet nettement, à la vue et au toucher, les pulsations de l'aorte ; pas de frémissement hydatique, pas de vomissements, ni de douleur dans l'épaule droite.

Le 25 avril, opération. Lavage au sublimé de toute la région épigastrique, désinfection de l'aspirateur Dieulafoy par le sublimé et le flambage à l'alcool.

Ponction avec l'aiguille n° 2 au point le plus saillant de la tumeur. On retire 190 gr. d'un liquide clair, très légèrement opalin, de réaction alcaline et contenant une très faible quantité d'albumine.

Injection dans le kyste de 150 gr. d'eau naphtolée sursaturée (à 1 pour 2000), soit environ 7 centigr. 1/2 de naphtol β.

L'injection est laissée pendant dix minutes, puis on la retire lentement ; on ramène ainsi 220 gr. de liquide, soit 70 gr. en plus que la quantité d'eau naphtolée injectée, le kyste contenait donc avant l'opération, environ 200 gr. de liquide.

Pansement ouaté compressif ; extrait thébaïque 5 centigrammes.

Le 26, insomnie pendant la nuit, quelques nausées. T. : matin, 39°3, T. : soir, 39°9. Repos absolu, glace, sulfate de quinine : 75 centigrammes.

Le 27, même fièvre, sans aucun signe général ou local de péritonite partielle ou de septicémie. T. : matin, 38°8 ; T. : soir, 39°5. Même traitement.

Le 28, retour de l'appétit et diminution de la fièvre. T. : matin, 38° ; T. : soir, 38°4.

29. — État général excellent. T. : matin, 37°5 ; soir, 38°5. Les jours suivants, apyrexie définitive.

La région épigastrique, explorée avec le plus grand soin, ne présente plus de trace de tumeur ; le foie est lisse, souple, son lobe gauche a repris ses dimensions physiologiques. Pas de douleurs ni de troubles digestifs. La malade quitte l'hôpital le 10 mai.

Depuis, je l'ai revue à plusieurs reprises, ces jours-ci encore, trois mois après l'opération. Aucune trace de récidive, aucun trouble de la santé, bien que cette jeune fille se soit remise à travailler huit heures par jour.

Observation V

(*In* thèse MIRANDE)

Kyste hydatique suppuré du foie traité par des lavages à l'eau naphtolée. — Guérison.

La malade a eu la fièvre typhoïde à l'âge de douze ans, et, à l'âge de vingt ans, a fait une péritonite à la suite d'un accouchement.

Elle jouissait d'une bonne santé, lorsque, il y a cinq ans, ont apparu quelques troubles gastriques : sensation vague de pesanteur, de tiraillements au niveau de l'hypocondre droit ; sentiment de plénitude et de tension épigastrique ; douleur sourde, s'exaspérant sous l'influence de la pression, des mouvements, des grandes inspirations et des efforts de toux.

Elle ressentait en même temps des douleurs épigastriques, des crampes d'estomac ; les digestions devenaient lentes et pénibles. L'état général s'est conservé cependant assez bon. La malade n'a jamais eu ni épistaxis ni hématémèse.

Peu de mois après l'apparition de ces symptômes, la malade s'est aperçue d'une augmentation de volume graduelle et lente de son ventre, et, bientôt, une tumeur, de la grosseur d'une mandarine, apparut à droite et en avant au-dessus de l'ombilic.

Depuis trois ans, la malade a perdu l'appétit, a éprouvé du dégoût pour la viande, surtout pour les aliments gras qu'elle ne pouvait prendre sans les rejeter aussitôt dans des vomissements. L'état général a commencé à n'être plus aussi bon.

Depuis deux ans, la malade accuse une grande gêne pour respirer. Elle ne peut plus marcher vite ni monter les escaliers ; la dyspepsie va toujours augmentant.

Depuis six mois, des douleurs, très peu vives au début, dans le côté droit et au niveau de l'épaule, se sont beaucoup accentuées ; elles se sont étendues au côté gauche avec presque autant d'intensité qu'à droite.

La malade entre à l'hôpital à cause de sa faiblesse, qui est grande, et de l'augmentation sans cesse croissante de la tumeur.

A son entrée, la malade est très affaiblie, la peau est sèche, terreuse.

La langue est rouge, vernissée, l'appétit a complètement disparu ; la malade a de temps en temps des nausées, des vomissements alimentaires et bilieux, mais jamais d'hématémèse. La constipation est opiniâtre.

A l'examen du ventre, on note une voussure considérable siégeant au niveau de la région épigastrique, voussure commençant au niveau de l'appendice xiphoïde et descendant jusqu'à l'ombilic ; dans le sens transversal, elle s'étend à quatre travers de doigt en dehors de la ligne blanche à droite, trois travers de doigt seulement à gauche. On note aussi un développement peu considérable d'une circulation supplémentaire.

A la percussion, on obtient à ce niveau une matité allant jusque dans l'hypocondre droit et latéralement jusqu'à la crête iliaque droite.

A la palpation, la peau est souple, amincie et sèche ; on sent au point culminant de la voussure une résistance profonde et une sensation d'empâtement qui diffère de la dureté que l'on perçoit dans l'hypocondre droit, et qui paraît être déterminée par le foie qui aurait subi un peu de déplacement sous l'influence de la tumeur.

On ne peut percevoir le frémissement hydatique.

Les fausses côtes du côté droit paraissent refoulées au dehors.

On ne trouve pas d'ascite; la malade n'a jamais eu d'ictère ni d'œdème des membres inférieurs.

Pas d'urticaire.

Du côté de la rate, on note les symptômes suivants : la région splénique est très douloureuse à la pression ; cependant la rate ne paraît pas augmentée de volume.

Les urines sont foncées, ne contiennent pas d'albumine.

Dans les poumons on ne trouve rien d'anormal. Pas de pleurésie.

Rien à noter dans le cœur,

La malade est maintenue en observation.

De temps en temps on note des poussées fébriles et la ponction est décidée.

5 juin. — Première ponction. La ponction est faite au niveau de la ligne médiane, à trois travers de doigt au-dessus de l'ombilic, avec un appareil aspirateur.

On retire 1,550 grammes d'un liquide un peu trouble, d'une couleur jaunâtre, contenant quelques flocons fribrineux, 100 grammes de liqueur de Van Swieten sont injectées, puis retirées dix minutes après.

Le liquide qui sort est très trouble et contient des flocons fibrineux en plus grand nombre.

La tumeur a complètement disparu.

La ponction n'a présenté aucun accident ; la malade n'a accusé aucune douleur, mais seulement quelques petits picotements au moment de l'injection du sublimé.

Le liquide, à l'examen, renfermait beaucoup de crochets.

6. — Trois heures après la ponction, la malade a été prise de frissons répétés, de nausées, en même temps que de douleurs vives à la région hépatique. La température est montée, le soir, à 39°3, pour retomber le lendemain à la normale.

Le pouls est petit, filiforme, dur, 104 pulsations.

Le faciès est resté normal et n'est pas grippé.

La malade a eu deux selles diarrhéiques.

Le ventre n'est pas météorisé. Pas d'urticaire.

On donne du champagne.

7. — La malade a eu de nouveaux frissons.

Le ventre n'est pas ballonné ; selles fréquentes et très liquides.

Vomissements alimentaires.

Pouls petit, filiforme.

On donne 12 pilules d'opium à 0 gr. 01. Champagne. Sous-nitrate de bismuth.

9. — Météorisme abdominal. 15 selles diarrhéiques très liquides. Faciès un peu grippé. Douleurs abdominales très vives.

Langue sèche, rouge vernissée. La malade accuse des douleurs vives au niveau des dernières molaires inférieures. A cette région, on trouve la muqueuse gingivale rouge, un peu tuméfiée. La température remonte vers 39°.

Le pouls a toujours les mêmes caractères.

On continue l'opium à 12 centigrammes. Sous-nitrate de bismuth. Champagne. Lait. Gargarisme au chlorate de potasse.

17. — La langue reste rouge, vernissée ; la muqueuse gingivale est rouge, boursouflée, douloureuse. Pas de salivation.

Le ventre est moins météorisé, moins douloureux ; il paraît augmenter un peu au niveau de la tumeur qui avait disparu après la ponction. La diarrhée a beaucoup diminué. La température reste entre 38° et 39°. Le pouls est petit, rapide.

22. — La diarrhée est arrêtée : la malade ne souffre plus des gen-

cives. L'appétit est nul, la malade ne prend aucun aliment. La température se maintient à près de 38°.

17 juillet. — La tumeur a augmenté de volume, surtout au niveau de l'ombilic, elle est rénitente ; on ne sent pas de fluctuation. La matité est absolue et remonte jusqu'à l'appendice xyphoïde. Entre le rebord des fausses côtes et la crête iliaque, on sent une tumeur dure, un peu mobile, qui est vraisemblablement constituée par le foie.

La malade a maigri beaucoup depuis son entrée à l'hôpital. La température reste autour de 38°.

22. — Deuxième ponction. On la pratique sur la ligne médiane à trois travers de doigt au-dessus de l'ombilic. On retire 1,800 gram. de liquide franchement purulent, épais, verdâtre, renfermant nombre de fausses membranes. On lave la poche. On fait passer 4 litres d'eau naphtolée (1 gr. 50 de naphtol par litre). Le liquide que l'on retire est encore louche, blanchâtre, contenant beaucoup de fausses membranes, dont quelques-unes, très volumineuses, viennent obturer la canule.

La malade, assez calme, n'a accusé aucune douleur pendant la ponction.

On donne de l'opium à l'intérieur pendant trois jours.

24. — L'état général est assez satisfaisant ; la malade n'a présenté aucun des accidents survenus après la première ponction ; la langue est blanche, humide.

27. — La température monte à 40°.

29. — Troisième ponction. La poche paraît remplie de liquide ; on sent une fluctuation assez nette. En face de la température qui se maintient élevée, on fait une autre ponction au même niveau que les précédentes. On retire 500 grammes de liquide purulent jaunâtre, extrêmement fétide, épais, contenant beaucoup de fausses membranes, surtout vers la fin de la ponction.

On fait passer 6 litres de naphtol à 4 grammes pour 750 d'eau, on laisse un peu de liquide dans la poche.

La malade ne présente aucun accident les jours suivants, sauf quelques douleurs erratiques dans le ventre, avec quelques vomissements. La fièvre retombe pendant un jour presque à la normale et s'allume de nouveau les jours suivants.

3 août. — Quatrième ponction. La poche, qui paraît peu volumineuse, est ponctionnée à la même place. La ponction donne issue à 500 grammes de pus jaunâtre, épais, extrêmement fétide, contenant beaucoup de fausses membranes.

Lavages d'eau naphtolée (20 grammes pour 750 grammes d'eau). On injecte 5 litres et demi. On en laisse environ 200 grammes dans la poche.

Il n'y a rien eu de particulier les jours suivants; pas de fièvre, pas de nausées, pas de vomissements, mais seulement quelques douleurs vagues dans le ventre.

Pas de diarrhée.

La malade ne prend que quelques œufs pour nourriture, elle refuse tout autre alimentation.

8. — Cinquième ponction. On retire 500 grammes d'un liquide qui a les caractères des liquides retirés précédemment.

Injection de 2 litres de naphtol. On retire toujours beaucoup de fausses membranes.

On injecte ensuite du sublimé à 1/2,000. On le retire et on fait passer un litre d'eau stérilisée, puis injection de 300 grammes d'eau naphtolée qu'on laisse dans la poche.

9. — La malade a accusé quelques douleurs dans le ventre, mais n'a pas eu de diarrhée.

Les gencives sont rouges et tuméfiées.

14. — Sixième ponction. On retire 250 grammes d'un liquide purulent des plus fétides, avec beaucoup de fausses membranes. Injection de 3 litres d'eau naphtolée.

On ne laisse que 400 grammes de liquide dans la poche.

20. — Septième ponction. On retire 500 grammes du même liquide, mais les fausses membranes sont d'une extrême importance et obturent nombre de fois la canule.

Même opération: on laisse 250 grammes de liquide dans la poche. La température descend de 39° à 37, et remonte quelques jours après.

27. — Huitième ponction. 500 grammes de liquide toujours très fétide, un peu épais, avec beaucoup de fausses membranes jaunâtres.

Pas d'accidents. Chute de la température. On donne de la viande crue à la malade dont l'amaigrissement continue.

28. — Légères douleurs dans le ventre, avec nausées et quelques vomissements biliaires qui s'arrêtent dans la journée. Diarrhée assez intense qui cède les jours suivants à l'opium.

La tumeur paraît s'effacer.

4 septembre. — Neuvième ponction. 250 grammes de liquide purulent toujours très fétide avec beaucoup de fausses membranes.

Lavage avec 3 litres d'eau naphtolée.

6. — La température est revenue à la normale. La malade paraît se cachectiser de plus en plus. La température reste normale pendant quelques jours, puis remonte graduellement.

23. — On ne trouve plus de trace des tumeurs, mais un peu de résistance à l'endroit des ponctions.

La fièvre oscille entre 38 et 40°.

On fait une ponction négative.

28. — Huit ponctions avec seringue de Pravaz, on ne retire pas de liquide.

2 octobre. — Deux ponctions exploratrices négatives.

Un peu de pleurésie sèche à la base droite.

4. — Fluctuation nette au niveau des autres ponctions. Le trocart est enfoncé profondément et donne issue à 300 grammes de liquide très fétide, mais épais, ayant la même coloration que précédemment.

On fait passer 2 litres d'eau naphtolée dans la poche et on y laisse 200 grammes du même liquide.

La chute de la température a suivi cette ponction.

La malade a eu des nausées.

10. — La température remonte. On sent, au niveau de la rate, une tumeur dure, très douloureuse à la pression, due probablement à une hypertrophie de la rate. On n'y sent point de fluctuation.

A droite, le foie est descendu et atteint la crête iliaque.

On ne sent plus de fluctuation au niveau du kyste.

14. — La température monte de 38° à 40°6. La malade ne souffre pas davantage.

Le lendemain, la température descend à la normale.

21. — Ponctions négatives avec la seringue de Pravaz.

27. — Ponction négative avec une aiguille fine de l'appareil Dieulafoy.

La température oscille entre 37 et 38°. La malade prend peu de nourriture.

6 novembre. — La malade présente un état général meilleur, les forces reviennent. Il n'y a rien à noter du côté du foie qui n'est que peu douloureux et reste ectopié. La rate paraît volumineuse et reste douloureuse à la pression.

17. — La température s'est élevée de nouveau. Cependant l'état général de la malade reste bon, les douleurs abdominales n'augmentent pas.

25. — La température est redescendue à la normale. On fait des ponctions exploratrices avec les aiguilles de l'appareil Potain. Les ponctions faites au niveau des ponctions précédentes ne ramènent aucun liquide.

La rate est volumineuse, déborde les fausses côtes de trois travers de doigt.

On fait des ponctions exploratrices dans cet organe ; les ponctions restent blanches.

La malade quitte l'hôpital.

26 décembre. — La malade qu'on vient de revoir présente un état général excellent ; l'appétit est très bon et la malade prend un embonpoint manifeste.

Le foie reste ectopié, n'est pas douloureux à la pression. Le volume de la rate demeure ce qu'il était quand l'opérée a quitté l'hôpital. La pression de cet organe est un peu douloureuse. Cependant la malade a repris ses occupations sans fatigue et sans gêne aucune.

Les observations II, III, IV, V, que nous avons rapportées, nous montrent en premier lieu que le traitement médical a encore de beaux jours à vivre, comme le disait Gaillard dans une communication à la Société médicale des hôpitaux.

Les traitements par les agents thérapeutiques dont on a reconnu l'inefficacité sont abandonnés par la plupart des cliniciens.

Le traitement chirurgical domine parmi les plus employés. Eh bien ! qu'il nous soit permis de rapporter l'avis d'un des maîtres de la science sur la laparotomie, la méthode chirurgicale qui offre le moins de danger :

« Dans bien des cas, tout en reconnaissant le danger peu considérable qu'entraîne la laparatomie, il faut admettre cependant que c'est une opération grave et qu'il n'est pas toujours facile de faire admettre aux patients et aux familles.

Elle réclame les soins d'un chirurgien habile, soigneux et habitué à de pareilles opérations ; il ne faut donc y avoir recours que lorsque les méthodes purement médicales, qui peuvent être appliquées par tous les médecins un peu au courant des pratiques antiseptiques et des ponctions aspiratrices, auront échoué. »

Parmi les méthodes médicales, l'eau naphtolée doit avoir la préférence. Elle ne présente pas, comme la liqueur de Van Swieten, les dangers de l'intoxication signalés si souvent par les auteurs. Notre observation personnelle nous fournit, en effet, un exemple où l'emploi de la liqueur de Van Swieten aurait pu avoir des inconvénients sérieux. La communication du kyste avec la plèvre, à la suite de la ponction, aurait mis en contact ce liquide avec une surface ayant un pouvoir absorbant très marqué.

Certains malades ne peuvent supporter la liqueur de Van Swieten. L'eau naphtolée est très peu toxique, elle a un pouvoir antiseptique suffisant. Les résultats qu'elle a donnés en injections dans les kystes et dans la plèvre sont satisfaisants, ce sont là, il nous semble, des raisons qui plaident en faveur du traitement des kystes hydatiques de la face convexe du foie par les injections d'eau naphtolée.

CONCLUSIONS

1º Les kystes hydatiques du foie sont toujours dus aux échinocoques. Les chiens sont le plus souvent les propagateurs de cette maladie.

2º Le diagnostic des kystes hydatiques de la face convexe du foie est difficile à établir. La ponction exploratrice seule peut le préciser.

3º Tous les kystes hydatiques de la face convexe du foie, quelle que soit leur position, doivent être traités par les injections d'eau naphtolée.

4º La purulence du kyste, sans hyperthermie, ne doit en rien empêcher l'emploi de ce traitement.

5º On ne doit recourir au traitement chirurgical qu'en dernier ressort.

INDEX BIBLIOGRAPHIQUE

Aphorismes d'Hippocrate, sect. VII, n° 55.

Commentarii. Aphorism., 54 Lib. VII.

De signis et causis diuturn. morb. (Lib. II, Cap I, Ed. de Haller).

ACHARD. — Archives de médecine, octobre 1888.

BARRIER. — Thèse de Paris, 1840.

BREMSER. — Traité sur les vers intestinaux (Traduction de l'allemand, Paris, 1824, p. 210).

BOUCHARD. — Compte rendu Acad. des sciences, 1887, t. II.
— Thérapeutique des maladies inf., p. 244.
— Progrès médical, p. 171.

BOINET. — Bull. Soc. chirurgie, novembre 1851.
— Rev. thérapeutique médico-chirurg., 1873.
— Bull. Soc. chirurgie, 1873.
— Gazette médic., Paris, 1865, n° 45.

BACELLI. — Riforma medica, 11 juin, 30 août 1887.

BOUILLY. — Trait. kystes hydat. par inject. sublimé (Soc. chirurgie, 1892).

BONNET (de Bordeaux). — Traité des maladies du foie, Paris, 1828.

CANNIOT. — Thèse de Paris, 1889.

CECYLE DYLION. — Thèse de Paris, 1890.

CHAUFFARD et WIDAL. — Bull. Société méd. des hôpitaux, avril 1891.

CHARCOT et BOUCHARD. — Traité médecine.

DAVAINE. — Traité des entozoaires et des maladies vermineuses, Paris, 1860 (Liv. VII, 2e partie, p. 605).

DEGOIX. — Thèse de Paris, 1887.

DUPRÉ (E.). — Thèse de Paris, 1891.

DEBOVE. — Bull. Société méd. des hôpitaux, 9 mars 1888.

DOLBEAU. — Thèse de Paris, 1856.

DEMARS. — Thèse de Paris, 1888.

DIEULAFOY. — Traité d'aspiration.

DUJARDIN-BEAUMETZ. — Clin. thérapeutique, t. II, v. I, p. 145.

FORGUE et RECLUS. — Traité thérapeut. chirurgicale.

FRERICHS. — Traité des maladies de foie, p. 605.

FELIZET. — Traité kystes hyd. du foie (Bull. Soc. chirurgie, XIX, p. 150.

GALIEN. — Comment. Aphorism.

GAILLARD. — Bull. Société méd. des hôpitaux, 1891.
— Archives générales médecine, avril 1890.
— Médecine moderne, 2 juin 1894.

HANOT et GILBERT. — Maladies du foie, Paris 1888.

HJALTELIN. — Traité kystes hydatiques en Islande (Archives médecine nav., novembre 1869.

HAWCKINS. — Méd. chirurgie Transact., 1833, p. 98.

HILTON FAGE. — The Lancet, 1868, t. II.

JACCOUD. — Cliniques méd. Pitié, 1884-85, pages 127, 164.

KRABBE. — Copenhague, Londres, Paris 1866.

LABADIE-LAGRAVE. — Traité des maladies du foie.

MARTINI. — Kystes hydat. du foie (Palerme et Catane, 1890).

MASURE. — Thèse de Lyon, 1890.

MIRANDE. — Thèse de Bordeaux, 1890.

MORIN. — Thèse de Paris, 1891.

MAUNY. — Thèse de Paris, 1891.

MINJARD. — Thèse de Lyon, 1890.

MESNARD. — Gazette hebdom. sc. méd. de Bordeaux, juillet 1884.

MURCHINSON. — Traité maladies du foie.

MOISSENET. — Archiv. génér. médecine, février 1859.

POTHERAT. — Thèse de Paris, 1889.

PALLAS. — De insectis vivensibus, 1760.

RAFFI. — Thèse de Paris, 1891.

SENNET (A.). — The Lancet, 10 juin 1887.

SCHMITT. — Thèse de Paris, 1893.

SEGOND. — Traité chirurgie.

SEGOND MAUNOURY-POZZI. — Semaine médicale, 21 mars 1888, p. 111.

SEMMOLA. — Traité des kystes hyd. par l'électrolyse (Paris médical, 1856).

TILLAUX. — Traité de chirurgie clinique, t. II, p. 109.

TROUSSEAU. — Cliniques.

TERRILLON. — Bullet. thérap., 189, t. I.

VAN BENEDEN. — Bullet. Acad. Royale sc. Belges, 1857, t. XXIV, nᵒˢ 4-6, p. 340.

— Zoologie médic., Paris, 1859, t. II.

VALLAS. — Lyon médical, 7 mai 1894.

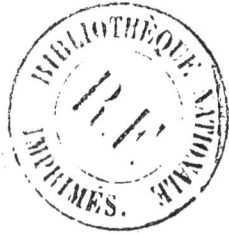

107

www.ingramcontent.com/pod-product-compliance
Lightning Source LLC
Chambersburg PA
CBHW070828210326
41520CB00011B/2158